BIODINAMICA DELL'OSTEOPATIA

Fase Otto

Seconda edizione

James Jealous, D.O.

Per ulteriori informazioni sul Dr. Jealous, si prega di consultare:
https://BiodynamicsOfOsteopathy.com

ISBN: 979-8-2561-9239-6

Questa è la traduzione del libro originale in inglese. Nonostante siano stati compiuti tutti gli sforzi ragionevoli per fornire una traduzione accurata, non è garantita. I lettori potrebbero dover fare riferimento al libro originale in inglese per qualsiasi informazione critica.

Prima edizione 2025
Seconda edizione 2026

James Jealous, D.O. (1943–2021) ha esercitato la professione di medico osteopata, insegnante e autore per molti anni. Ha dedicato la sua vita alla fondazione e allo sviluppo della metodologia specifica della **Biodinamica dell'Osteopatia**, seguendo gli insegnamenti del Dr. A. T. Still e del Dr. W. G. Sutherland.

Questo è uno dei volumi della serie "Biodinamica dell'osteopatia". Questi manuali sono nati organicamente da una serie di dispense scritte dal dottor Jealous e fornite agli studenti durante i corsi da lui tenuti e da quelli dei suoi insegnanti. Dopo molti anni, ha raccolto le dispense e creato dei manuali di corso individuali, ampliandoli e riscriverli più volte. Dopo ulteriori anni, si sono evoluti ulteriormente fino a diventare dei libri.

INDICE

L'OSTEOPATIA È UN SERVIZIO

Usiamo le nostre mani...

Per trattare il paziente nella sua interezza.

Per ascoltare i movimenti interiori della vita.

Per trattare tutti i livelli di malattia.

Per assistere nella costruzione della riserva funzionale del paziente.

Per supportare l'omeostasi e la troficità, bilanciando l'attività del sistema nervoso autonomo.

Per esplorare "leggi non formulate da mani umane" (Dott. Still e Dott. Sutherland).

Per cooperare e comunicare con le Leggi della Natura (Dott. Wales).

"Per trovare la salute" (Dott. Still).

Per arrivare al piano di trattamento.

Per arrivare alla diagnosi.

Per aiutare a stabilire un punto di riposo o neutro attorno al quale l'intero possa trovare equilibrio.

Per trovare la causa.

Crediamo...

Abbiamo una capacità innata di guarire.

Il paziente funziona come un tutto.

Il sistema nervoso autonomo gioca un ruolo fondamentale nella malattia e nella guarigione. Struttura e funzione sono una forma di attività.

Il Divino è presente.

La vita va oltre la morte.

C'è un movimento costante verso la normalità.

Siamo qui per servire l'umanità.

La **Normalità** è ...

"Un senso di pace e armonia" (Dott. Sutherland).

Facilità di movimento senza tensione.

Capacità di neutralità.

Senso di totalità nella vita.

Capacità di adattamento e cambiamento senza compensazione.

"L'abilità è proporzionale alla propria comprensione della normalità." (Dr. Still)

NOTA DELL'AUTORE

Il sentiero finisce qui e inizia fresco per la prossima generazione. Ci sono voluti oltre venticinque anni per portare questo a tanta chiarezza quanto possibile, considerando che è un tutto vivente. Spero che i passi che abbiamo intrapreso siano utili. L'osteopatia è una tradizione orale, che può essere minacciata da agende razionali. È una scienza vivente, irrazionale e profondamente istintiva che ci guida ogni momento in cui cerchiamo ciò che non conosciamo in un'eterna Mistero di buona volontà e servizio.

Il mio orientamento è verso l'incarnazione delle parole che sono emerse nell'antico passato della storia dell'umanità e sono conservate dalla sensazione nel dizionario dei fenomeni naturali e sacri. Will Sutherland era molto preciso con le parole ed è stato esplorando il suo linguaggio che questo lavoro è iniziato e continua.

C'è qualcosa nell'Osteopatia che non ha mai fine. Una vita è, come scrisse Tagore, "una goccia di rugiada su una foglia di loto." Sembra vero nella sua immensità. Ti invitiamo a godere di tutto l'amore che i tuoi colleghi Osteopati portano ai corsi. Quell'amore è un Oceano di sicurezza e pace da custodire. James Jealous, 2019

Un sentito ringraziamento a Gregory Yesensky per le sue numerose ore di lavoro amorevole...

QUESTO MANUALE È DEDICATO AGLI AMICI DELL'OSTEOPATIA

A tutte le persone che sostengono la tradizione senza compromessi. Siamo uniti non per difendere o promuovere, ma per sostenere qualcosa che non può essere perseguito parzialmente.

Non abbiamo compreso, all'inizio.

Siamo giunti a questo in noi stessi come individui, e non per dipendenza dalle parole.

Siamo venuti e abbiamo forgiato l'acciaio da un sussurro. Siamo morti, ci siamo riposati e abbiamo ricominciato. Non possiamo fallire perché non abbiamo alcun piano ECCETTO rispondere alla Marea.

C'è Amore qui. Non è nostro, ci siamo semplicemente imbattuti in esso un giorno quando abbiamo seguito le orme del nostro Insegnante fino a questo Luogo.

In uno spirito di Servizio.

"Ventiquattro anni fa, il 22 giugno, alle dieci, ho visto una piccola luce all'orizzonte della verità. Mi è stata messa in mano, come ho capito, dal Dio della natura. Quella luce portava sul suo volto l'iscrizione: 'Questa è la Mia biblioteca medica, chirurgia e ostetricia. Questo è il mio libro con tutte le indicazioni, istruzioni, dosi, dimensioni e quantità da utilizzare in tutti i casi di malattia e nascita, l'inizio dell'uomo;

nell'infanzia, nella giovinezza e nei giorni declinanti.'"

Il ricordo di Still del suo discorso nel suo sessantanovesimo natale

In *Autobiografia di Andrew T. Still*

UN APPELLO AGLI OSTEOPATI PENSANTI DELLA PROFESSIONE

Dobbiamo permettere alla professione Osteopatica di essere schiavizzata dal trust medico? ...

Ho sventolato la bandiera di libertà dell'Osteopatia oltre quarant'anni fa

... alziamo la pura e incontaminata bandiera Osteopatica. Non permettiamo che venga calpestata ai piedi del nostro nemico. Vincendo questa battaglia, abbiamo rivelato la più grande verità svelata all'umanità sofferente. ...

L'Osteopatia è ancora nella sua infanzia. Ho solo portato alla luce i principi e la verità che ho consegnato alla professione, che ha la saggezza e abbastanza integrità morale da non offrire alcun compromesso con il nemico. ... Se non possiamo avere i principi Osteopatici puri insegnati nelle nostre scuole, spero che i fedeli si radunino attorno alla bandiera e costruiremo una scuola internazionale che non offrirà compromessi ...

Citazione da una lettera del Dr. Andrew Taylor Still indirizzata al presidente dell'American Osteopathic Association, Portland, Oregon, 1915, e stampata nel Yearbook dell'American Academy of Osteopathy del 1948.

PROGRAMMA DI BIODINAMICA

Per vedere la Salute in un'altra persona, la sovrapposizione delle tensioni non correlate all'Immagine Divina deve diventare Trasparente. Non si guarda più in profondità, sperando di trovare qualcosa di nascosto. La Trasparenza è la chiave per la comprensione. L'arte di vedere non deriva da uno sforzo personale, ma piuttosto dall'azione della Marea sulla tua consapevolezza. Questo esprime una mente Neutra, non intenta a vedere, ma silenziosa nella Quietudine.

Durante la sua vita, Dott. Still si riferiva spesso alla Mente, al Movimento e alla Materia. La Mente è il Mistero Divino, la Mente della Creazione che anima la Vita e le conferisce movimento. La Materia è l'Argilla della Vita nella quale il Divino Infonde il Soffio della Vita. L'argilla è la sostanza della Quietudine Dinamica, non l'argilla che si vede su una riva di fiume. Questa Argilla è Sostanziale.

Mente, movimento e materia, una volta orientati verso l'incarnazione, sono Uno. Il Mistero che anima tutta la Vita dispiega la sua diversità in tutti gli esseri viventi. Questa Santa Animazione non è fatta dall'uomo, non è incorniciata da mani umane, dalla scienza o dall'arte... è inlesionabile, non può essere distrutta e fluisce Eternamente. È oltre il velo dei nostri sensi egocentrici.

La Santa Animazione è chiamata Amore Eterno.

Quando percepiamo questo, la nostra Zona A è completamente trasmutata. Siamo sospesi nell'Amore.

Nella prima edizione di *Osteopatia nel Campo Craniale,* il Dott. Sutherland raccoglie le sue opinioni e quelle del Dott. Still in un quadro chiaramente composto oltre il velo dei sensi ordinari.

"Il movimento deve essere guidato e diretto da un Essere Supremo, fino alla singola cellula, altrimenti ci sarebbe caos e morte."

... Sutherland continua ... "Il Dott.

Still comprendeva il Liquido Cerebrospinale come l'elemento più elevato conosciuto nel corpo umano; immaginava questo fluido come un intermediario nel movimento dell'Intelligenza Divina ... Un canale di Creazione nei segmenti embrionali e irrigandoli con Vita ... dando forma e funzione, ordine e intelligenza alla nostra esistenza. Senza questo ci sarebbe solo decadimento e caos. Tutta la Vita si manifesta in questo movimento" (pagina 15, paragrafi 1 e 2).

Il Dott. Sutherland, alle pagine 15 e 16 della prima edizione e nello scritto del 12 aprile 1948 in *Contributions of Thought*, mette in evidenza un'altra Immagine di qualcosa oltre il velo dell'anatomia. Descrive la sensazione del Respiro della Vita (movimento dell'Intelligenza Suprema). Sente una Scintilla (fuoco) che è infallibile, intelligente e al comando, superando tutte le altre funzioni. Pertanto, la chiamò Respirazione Primaria. Ancora una volta abbiamo un'Immagine senza anatomia o sistemi, che si muove perfettamente (La Salute). Questo è stato notato solo dopo che ha rimosso la forza dalle sue osservazioni.

Vede l'interazione tra Creatore e Creato (il paziente).

Tutto questo è un'immagine oltre i ritmi, l'anatomia, i segmenti... solo Creazione, Fluido, Fuoco, Intelligenza, Trasmutazione e Intercambio Ritmico Bilanciato... La Trasparenza per vedere attraverso questa totalità è un effetto dell'essere centrati dalla Marea. Questa maturità percettiva è evidente sia nel Dott. Still che nel Dott. Sutherland.

RICORDO

Il dottor Still scrisse:

"La solennità prende possesso della mente, un sorriso di amore corre sul volto, il flusso e la marea del grande oceano della ragione, le cui profondità non sono mai state sondate, si gonfiano nel tuo cervello in tumulto. Mangi e bevi; e mentre stai in silenziosa meraviglia, appare il sole (dove non hai mai visto nemmeno una stella), brillante con i raggi della saggezza di Dio, come mostrato nell'uomo, e le leggi della vita, eterne nei giorni, e vere come la Mente di Dio stesso."

Autobiografia di A. T. Still, pp. 152–153

Essere centrati dalla Marea è iniziato nella Fase Quattro e ha continuato. Abbiamo studiato l'effetto della Quiete Centrale sul nostro senso di sé. Siamo entrati nelle cuciture e abbiamo trovato un Oceano che ci ha trasformati. Abbiamo trovato una coscienza vivente nell'Oceano che esprime Amore. Abbiamo trovato la perfezione della Salute ... questi eventi possono fondersi in un unico senso di totalità che è universale ... è molto vicino ai nostri cuori. Si sente come una famiglia intima di tutte le cose viventi. Nulla non è vivo! Bellezza invisibile piena di Amore per tutti, da tutti, in tutti.

PUNTI SALIENTI DELLA FASE SETTE

Respirazione Embrionale

Sensazione somatica della Marea che passa attraverso la Casa sotto il Mare

La consapevolezza è trasmutata dalla Salute

Luce Liquida

Lesione come atto precognitivo della Salute

Respirazione Toracica, Respirazione Primaria e Accensione come Uno

Livelli di Immobilità e Silenzio rivisti

Neutralità dell'essere

Il paziente morente

DIAGRAMMA DEI TRE CERCHI E COMMENTO

I Tre Cerchi rappresentano schematicamente il Pensiero Osteopatico. Questi cerchi sono reali a un livello e a un altro sono sovrapposti in una totalità universale. Quando siamo orientati verso la lesione e la sua trasformazione, lavoriamo dal cerchio inferiore verso l'alto. Questo è il modello organizzativo per le fasi iniziali ... dal basso verso l'alto. Una volta che passiamo nella Fase Quattro, c'è uno sforzo per trattare lentamente sotto la guida della Marea dal cerchio superiore della totalità, senza seguire affatto la risoluzione della lesione. Questo, soprattutto, richiede di aspettare senza alcuna aspettativa e di partecipare senza obiettivi come guarire il problema. Fidarsi della Marea è la sfida antica per la nostra professione e per noi stessi come individui. L'embriologia ha, come scienza, espresso un Mistero che opera l'intero movimento della vita ... questo dovrebbe aiutare la nostra umiltà a crescere ... ma siamo attori che devono sognare un po' come facevamo da bambini ... studiare la precisione della Marea e vedere la sua Bellezza ... allora l'Osteopatia sarà ovvia.

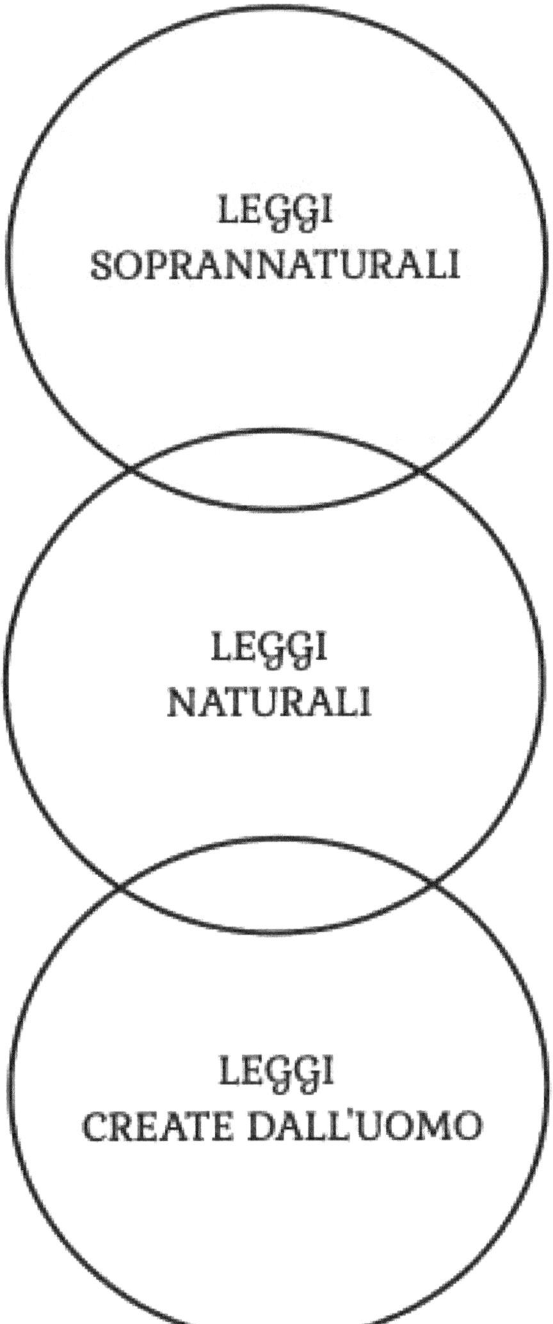
LEGGI
SOPRANNATURALI
LEGGI
NATURALI
LEGGI
CREATE DALL'UOMO

TOTALITÀ: UN PRINCIPIO DELL'OSTEOPATIA

Abbiamo studiato la totalità attraverso le Fasi. È una verità vivente che ci sfida. Come osteopati, affermiamo di trattare l'intero paziente. Questo diventa realtà solo dopo che abbiamo separato la malattia dalla persona e abbiamo riorientato il nostro trattamento verso la persona come espressione di totalità. Un grande passo avanti in questo senso è cercare la salute nel paziente come una porta verso l'universalità del paziente come espressione eterna del Perfetto. Quando la totalità appare nella nostra consapevolezza, è ovvio che lo sfondo si è anche spostato in primo piano. Ciò che appare come forme materiali trasparenti al vento della marea diventa l'opposto. La marea vivente domina la consapevolezza mentre le forme si spostano sullo sfondo.

Questo ribaltamento dei sensi fa parte di un risveglio spirituale. Si percepisce una totalità in cui le parti sono sospese come espressioni del tutto. Ma il mondo visibile è stato sostituito dall'invisibile. Tutti i pezzi diversi sono oscurati da un vento in movimento di creazione. La risposta a questo è solitamente il compimento della ricerca di significato, Dio o bambino interiore. La visione del visibile/invisibile come un continuum nasce dalla pazienza, che è la maturazione dell'attesa.

La totalità esprime le parti che notiamo come paesaggio e posizione. Le parti non hanno alcun contributo nel processo di crescita e sviluppo ... sono solo effetti. Non c'è anatomia nella totalità quando vista nella sua totalità. Se tocchiamo qualsiasi punto nel tutto, esso contiene il tutto ... un bellissimo attributo della totalità che permette al più piccolo di essere universale. Questa realtà tattile è la ragione per cui noi mortali possiamo toccare l'infinito nel paziente piuttosto che il loro campo di lesione. Pochi Osteopati hanno integrato il tutto nel senso di trattare la malattia di un paziente e tuttavia la "cura" potrebbe risiedere in quella dimora storica.

I confini del tutto sono spazzati dal vento e non apprezzabili dall'intelligenza umana. La consapevolezza della totalità riempie l'osservatore di un amore che pone fine a ogni desiderio di significato o scoperta di sé. Il nostro Vero Sé è universale nella sua consapevolezza, il che significa che la dualità è respinta come un'illusione e l'amore diventa la direzione della facilità per la giusta azione allineata con il servizio e lo scopo nella pratica. La malattia non deve essere identificata con il paziente come "chi sono". Si deve cercare la totalità della vita come il grembo del concepimento e dell'espressione di sé in cui il paziente incontra una realtà più profonda del tempo e del luogo. La magnitudine dell'Osteopatia non deve essere evitata a causa della malattia. Il trattamento del paziente terminale nella Fase Sette dimostra questa verità. Oltre l'anatomia c'è il potere dietro la forma e la funzione dove le lesioni non possono nascondersi ... scaviamo più a fondo e vediamo cosa può davvero fare l'Osteopatia.

TOTALITÀ NELLE FASI

Nella Fase Uno, abbiamo visto il Neutro nell'intera Zona B. Lo abbiamo visto pervaso da un Respiro che attraversava la Sostanza Neutra come se fosse Trasparente. La totalità è libera dall'anatomia.

La totalità che abbiamo osservato nella Fase Uno era una singolarità unificata. Una delle caratteristiche della Totalità è la sensazione che ci sia una sostanza che respira. Abbiamo sentito la trasmutazione causare la fusione delle parti in una singola sostanza omogenea.

Nella Fase Due, abbiamo stabilizzato le nostre menti per iniziare il trattamento con il Neutro nell'intero paziente e poi per coinvolgere la totalità attraverso una Quiete Interiore nel Corpo Fluido. Mentre lo facevamo, si è verificato uno Spostamento Automatico. Abbiamo visto una connessione tra la totalità del Corpo Fluido e la Quiete con cui comunichiamo. Siamo arrivati alla sfida di "percepire il Corpo Fluido come una Singola Goccia" ... questa direzione l'abbiamo presa dal Dott. Sutherland ... che disse, "ogni goccia conosce la Marea" ... quando percepiamo queste parole in azione, arriviamo alla meravigliosa sensazione della Totalità. Si sente e si percepisce un Unico Movimento attraverso tutto ... e che si costruisce mentre si Realizza. Questa Bellezza è Totalità.

La Fase Tre ci ha portato faccia a faccia con la Totalità del mondo naturale ... la Zona D e l'esperienza del movimento morbido e lento della Lunga Marea con la sua Presenza Materna ... Madre Natura doveva aiutarci a guarire un po' affinché potessimo sentire un Oceano Respirare. Abbiamo iniziato a vedere un continuum tra la Zona B e Il Mare Intorno a Noi ... a volte la Zona B si dissolveva nel Mare ... emerse un nuovo senso di totalità. Quando apparve questa nuova dimensione di totalità ... siamo stati trattati ... come parte della totalità ... l'idea che solo il paziente fosse influenzato dalla Marea durante il trattamento diventa assurda ... mentre prima volevamo solo che il paziente fosse l'obiettivo dello scambio con la MAREA. Ancora una volta la nostra povertà di comprensione è stata esposta ... Speriamo con sollievo, la Totalità stava diventando più universale.

La Fase Quattro non è stata un ritiro dall'eccitazione della scoperta. La Fase Quattro è stata progettata per aiutarci a essere centrati dalla Marea ... mentre ciò accadeva, i sensi venivano trasformati ... abbiamo iniziato a vedere le cose diversamente. La Totalità crea tutte le parti e le collega a una Linea Mediana Centrale. Le Linee Mediane individuali non sono una realtà completa; ogni Linea Mediana individuale è un singolo Fulcro in una realtà più grande di Totalità. Le civiltà antiche apprezzavano queste verità.

La Fase Cinque è stata una pausa ... tempo per integrare i nostri cambiamenti sia nella percezione che nel pensiero. Siamo entrati nello Spazio, ancora un altro attributo della totalità.

La Fase Sei è stata un'altra pausa ... più tempo per integrare. Abbiamo lasciato cadere l'attenzione e apprezzato molti nuovi orizzonti. Man mano che l'attenzione diventa un'espressione del tutto, l'amore incondizionato inizia a esprimersi.

La Fase Sette ha attraversato il paesaggio delle immagini della Salute come le sperimentiamo durante il trattamento e nella vita quotidiana. Questa dolcezza e sostanza è così incondizionata che spesso rompe qualsiasi falsa immagine di ciò che la Salute potrebbe essere.

TOTALITÀ

La totalità crescerà su di te ... trascenderà la tua agilità mentale ... dimostrerà l'Amore come qualcosa di dato equamente a ogni goccia di esistenza e non come qualcosa che gli esseri umani possono "fare". Forse è per questo che dobbiamo "innamorarci" e non essere innamorati per nostro bisogno ... la differenza è quella di assaporare la tensione del flusso.

Intorno e attraverso di noi c'è un Oceano. Svuota il contenuto e la totalità apparirà come un'omogenea trasparente dolce vuotezza che è l'essenza di tutta la manifestazione.

Mentre abbiamo attraversato il corso di Pediatria, il tutto è stato rivelato lentamente: dalla Zona B al Fiume della Vita e all'Oceano come un unico luogo. Ora desideriamo distogliere la nostra mente dal conosciuto verso la totalità di tutto. Il nostro senso di questo può provenire da molte direzioni, ma l'elemento chiave è la nostra neutralità di concetto.

Il tutto è ovunque completo senza distanza o ritardi temporali. Il centro è ovunque. Le sue espressioni stanno costantemente morendo, facendo una pausa nel tutto e tornando a funzionare; ci sfugge questo a causa del nostro osservatore. Le parti galleggiano in un nutriente e appaiono bio-cineticamente come "luogo," ma la vera attività è nell'Oceano come un tutto, non nella Zona B. Non c'è nulla da vedere nell'Oceano, nulla. È uno spazio di base sostanziale, trasparente all'Amore che crea ogni momento.

Questo significa che possiamo trattare senza conoscere la costruzione specifica della lesione. Spero che tu abbia avuto il piacere di osservare la Marea trattare in un modo che contraddice le tue conclusioni e dimostra una risposta clinica che mette in pausa l'intelletto.

Se no ... beh ... lavora per la totalità con più convinzione, disciplina e devozione, perché le parti sono espressioni del tutto e nient'altro.

Le parti senza il tutto non possono mai "essere" affatto ... né puoi riparарle.

Per favore, prova ciò che la tua mente potrebbe credere siano fantasie infantili. Rimani profondamente radicato nella scienza che conosciamo ... concentrati sul riposare la tua abilità e insicurezza. Questa morte percettiva in te stesso sincronizzerà la tua percezione con la realtà e la vera scienza ... un Mare di dolce vuoto che è pieno della "Mano del Maestro Meccanico" (A. T. Still) ... un Mistero che guarisce tutti noi.

IL SENSO DI TOTALITÀ IN UN BAMBINO

L'esperienza della totalità nei bambini è viva. Per gli adulti, il ricordo di questo è debole.

I bambini sentono un cerchio familiare e sono intenzionati a farne parte ... spesso portano gli adulti in questo, e una nuova Zona B è percepita dagli adulti che trascende la Zona B individuale. Discuteremo questo come argomento e come pratica.

I bambini sono molto consapevoli di cose che molti adulti cercano.

Quando tratti, tieni nel cuore il senso di totalità del bambino ... lascia che ti guidi verso il tuo stesso ricordo e le dinamiche spaziali della consapevolezza del bambino.

I bambini conoscono anche l'unità della famiglia spirituale formata da tutti i bambini ... hanno persino un linguaggio universale.

Quando trattiamo un bambino in particolare e siamo consapevoli di tutti i bambini che non saranno mai trattati ... che non hanno accesso all'aiuto ... allora apriamo una porta per vedere nel loro mondo ... un po'. C'è molto amore nel meccanismo per tutti ... non affollare la consapevolezza di un bambino ... possono guidarti senza respingere il tuo aiuto e trattamento.

UNA LETTERA SULLA COMUNICAZIONE E I BAMBINI

Caro Dr. Jealous,

Quando la mia ragazza ha scoperto di essere incinta, ha fatto un sogno in cui la trattavo e comunicavo con il bambino.

Ha prenotato e mi ha detto ... pensavo fosse strano; di solito non comunico con i bambini separatamente dalla mamma.

Il primo trattamento a dieci settimane riguardava il superamento della paura, molta di essa—un po' mia, un po' sua, un po' dal suo ambiente sociale.

Durante il secondo trattamento, era molto più calma. È stato un trattamento molto profondo e tranquillo. Il bambino mi ha ringraziato per essermi preso cura di sua madre.

Poi mi ha insegnato come si sentono le sue mani come un embrione. Mi ha mostrato che anch'io ho ancora queste mani. "Come può non essere se una volta lo era?" ha detto.

Ora, quando tratto, posso davvero sentire le mie mani come un embrione. Posso sentire la Totalità e l'Unità di questa sostanza di cui siamo fatti.

È bellissimo!

Beth

AFFANNO

Si sente il Respiro della Creazione in se stessi come il Centro della Totalità. La proprietà di sé muore, e si ha la sensazione di essere creati, ora. Si sente lo Sviluppo di se stessi mentre si è Creati.

La coscienza matura:

La Direzione della Facilità è una Bussola della Volontà Divina; si segue. Il Corpo si volge verso la Facilità e trova la Salute.

L'Anima continua a guardare... a guardare.

Lo Spirito e il Corpo si uniscono in conversazioni attraverso sensazioni.

L'Anima osserva come la propria volontà ... il suo potere di influenzare ... sta morendo in un'altra volontà.

Ciò che rimane è il Passaggio alla Salute.

Quando vediamo tutto questo, pensiamo ... "Sono con la mia Salute"... il senso di sé si sposta e sperimentiamo una certa guarigione dalla separazione.

L'Amore diventa più forte, e l'irrisolto diventa più centrale, più profondo, più tragico. La ferita si apre mentre l'Amore Respira ... dobbiamo usare la nostra Anima, la nostra Consapevolezza per staccarci dalle paure e dai dolori. Non dobbiamo toccare queste ferite o dire "Io" a loro. Dobbiamo metterci da parte come se non fossero noi stessi. Dobbiamo lasciarle vedere la Salute senza l'ombra della nostra analisi o interpretazione psicologica o guida.

Diventiamo Neutri allo sforzo di essere qualsiasi cosa. Questo Neutro ci permette di vedere la Totalità in un altro modo, mentre la visione, l'udito, il gusto, l'olfatto e l'essere si connettono alla Salute di Tutto.

Tutte le "Salute" sono Una Salute, respirata attraverso un Amore Indivisibile. Non c'è salute personale, per così dire. La memoria di questo non diminuisce mai. È MEMORIA ETERNA.

Il soma percepisce l'eternità come una sensazione di completa sazietà e si unisce con lo Spirito. L'anima osserva e vede Scelta e Libero Arbitrio. La Volontà di Rispondere... o no...

La totalità è una parola senza definizione; solo l'amore è adeguato.

La totalità è Bellezza radiante con presenza Divina. La totalità esiste solo in un Oceano di eternità che non porta alcun senso di sé nell'Io Sono di Dio pronunciato in tutto allo stesso tempo. L'esperienza oscura qualsiasi tentativo di definizione. È conosciuta per la sua presenza e per il suo effetto sul testimone.

Come si inserisce questo nell'Osteopatia?

L'Osteopatia è radicata nella realizzazione di un'Intelligenza Suprema che crea tutta la vita.

L'embriologia che ho studiato in precedenza nella mia vita è cambiata in un campo della scienza che sta dimostrando alla mente razionale la verità dei Principi di Osteopatia del Dott. Still. In precedenza nella mia vita, ho studiato la segmentazione embrionale che dà origine alla funzione integrativa del

Sistema Nervoso Autonomo nel suo insieme. La funzione autonoma non lesionata è indivisibile— invisibile ma bella, spesso dando all'osservatore un senso di pace e armonia tremenda, una pace e armonia che non è "nel" paziente ma attraverso tutto. La consapevolezza del normale è un momento profondamente spirituale quando l'osservatore di una persona viene consumato dall'Amore. Mentre studiamo la sensazione del normale, arriviamo a un punto in cui la palpazione finisce e il sentire raggiunge profondamente la Realtà dietro l'elaborazione delle parti. Arriviamo a una consapevolezza di un tutto omogeneo, trasparente alla Causa. Il nostro studio della disfunzione del sistema nervoso autonomo ci ha permesso di portarlo in equilibrio e, così facendo, ci ha esposto a una totalità raramente percepita con strumenti scientifici diversi dai nostri sensi interiori. Still disse che la nostra abilità è proporzionata alla nostra comprensione del normale. Nel corso degli anni ho visto chiaramente i limiti che ho posto sul normale dai miei schemi riduzionisti e dalle paure di andare oltre i miei limiti. Da quando ho lasciato che la Marea mi centrasse, ho scoperto che tutta la paura è stata sostituita dall'amore e dalla dipendenza.

I grandi Osteopati (quelli con risultati clinici eccezionali usando solo le mani) ci indicano tutti questa Bellezza, questa Totalità. In generale, i nostri gruppi professionali hanno paura e evitano queste realtà. Ho sentito molte voci che provano dolore quando queste idee vengono espresse. Molti sono arrabbiati con qualsiasi idea che non si adatta alla loro comprensione... questo atteggiamento è classificato come nevrotico e dovrebbe essere evitato da tutti noi. Ha distrutto e sta distruggendo la professione. La mia disperazione personale con queste voci è stata alleviata da Bill Johnston, D.O., che ha contribuito molto all'Osteopatia. Era un pioniere nella comunicazione con facilità, totalità, neutralità e azione indiretta. Non gli piaceva l'approccio diretto del Dr. H. Magoun. Bill era ispirato a trovare più guarigione con meno forza mentale e manuale. Dopo che ho tenuto una conferenza sulla Morte dell'Osteopatia, era molto turbato con me... credeva che stessi condannando la professione. L'ho chiamato e gli ho spiegato che l'obiettivo della conferenza era accettare la morte, non causarla. La nostra discussione è stata fruttuosa e siamo diventati molto aperti e sinceri l'uno con l'altro. Gli ho chiesto di descrivermi il punto finale del metodo funzionale perfetto di trattamento. È rimasto in silenzio... dal suo silenzio è emersa una quiete... una quiete molto profonda e totale, una che mi era familiare come una quiete di terzo livello. La pausa tra noi è stata lunga. Dopo alcuni minuti, ha parlato. "Non ci crederesti," ha detto. Non ho risposto, poiché la Marea mi stava ancora calmando. Alla fine ho detto, "Grazie, Bill." Il clic del telefono è svanito in un'aria di amore. Era un insegnante, uno che poteva portarti nell'esperienza. In questo caso siamo andati in un luogo di totalità, il punto finale dove la guarigione entra nei regni di ciò che Still ha fatto e ci ha proposto. Bill mi ha mostrato ciò che tutti noi abbiamo in comune come Osteopati. Dove tutti ci fondiamo dalle nostre porte separate e dai nostri pregiudizi... Lui ed io abbiamo viaggiato in un Terreno Comune oltre il punto di ingresso del nostro attrito.

La totalità non è una parola con alcun significato. Il significato deriva dal testimoniare la totalità dopo una lunga e personale guarigione dal vivere con le maree della vita. Bill Johnston ha comunicato la totalità direttamente.

La metodologia funzionale e la metodologia biodinamica cercano entrambe di portare la totalità alla superficie e trasmutare il velo che le nostre lesioni hanno creato in noi stessi e negli altri.

Possiamo dire che il punto finale sperato del trattamento è la totalità?

Sì ... perché il punto finale è bello e sereno, e ... No ... perché le lesioni fanno parte della totalità, che è presente sia che la percepiamo o meno ... in questo risiede la ragione per cui la Saggezza non può essere catturata dalla logica o dalla definizione, perché c'è un grande Mistero nella Vita, e più sai, più conosci i limiti dell'essere umano.

FASE OTTO: MEDITAZIONE

Abbiamo studiato le zone per sette Fasi; se normali, non ci sono *zone, solo Totalità.* Totalità nella nostra lingua significa un senso di *tutto come un unico essere.*

Tutte le "Salute" sono trasparenti al Respiro della Vita che tocca il soma con l'eterno.

La consapevolezza della totalità ci porta infine alla Presenza Divina, all'Amore Incondizionato e all'Unità o viceversa.

Il messaggio per la meditazione di oggi:

Non ci sono Zone.
Inizia con le Zone A, B e D...
Trova ogni Zona, il suo centro e il suo confine.
Poi trova il punto in cui si fondono.
Cosa succede?

LA SALUTE E LA TOTALITÀ

Alla fine queste idee si fondono man mano che la nostra esperienza interiore matura.

Il senso delle lesioni e del caos nel mondo intorno a noi si scioglie in una conoscenza che esprime profondamente la verità che tutti cerchiamo. La totalità incorpora tutta la vita, non solo le preferenze umane. La Zona A irrisolta, e le domande su come e perché, si fondono tutte in una singola realtà dove tutto è protetto dal tutto e dalla sua presenza. È qui che comprendiamo la vita in modo amorevole.

Al concepimento il perfetto nella sua completezza entra nel tempo ... si incarna. La crescita è verso ciò che è già completo.

"È il non-ancora nell'adesso, il sapore del frutto che non esiste ancora, appendendo il fiore sul ramo."

Laurens van der Post

L'essere che cerchiamo è già qui. Ci guida avanti con il suo profumo, che è un desiderio di essere toccati dal perfetto. È una solitudine insoddisfatta dalle cose di questo mondo. È una voce silenziosa. È un bambino interiore. È l'anima che adora. Non si può trovare la Salute a meno che la mente non sia prima trasmutata dalla Salute; dopo che siamo guariti, vediamo il Guaritore. Questo fatto è facilmente trascurato perché quando abbiamo successo, non vediamo sempre che la Trasmutazione entra in noi, poi ci risvegliamo. Può essere così veloce che pensiamo di esserci centrati. Ora trova l'interfaccia tra la tua Zona A e la Dolce Sostanza Calda Simile al

Miele della Salute. Questa è la Salute che ti sta trattando... dov'è l'interfaccia?

Quale percentuale di te è connessa alla Salute? Quale percentuale non lo è?

Queste percentuali possono essere una sorta di guida; controlla ogni pochi mesi e vedrai... noterai progressi anche quando non credi di stare cambiando.

IL RESPIRO DEL MARE INTORNO A NOI

La "Casa Sotto il Mare" divenne la metafora del Dott. Sutherland per la totalità universale della Vita.

Le zone, come le conosciamo, sono strumenti per aiutarci a incontrare la Salute nel suo ambiente naturale, che è un luogo profondamente spirituale senza parti. Questo spazio universale include tutta la vita. La sua sostanza appare come nulla finché non vediamo la presenza incarnata della sua intenzione nel mondo naturale. Questa totalità universale è indicata da molti insegnanti spirituali come il Grande Oceano. Ha una presenza di Amore divino e grazia. Nei bambini vediamo questo come il loro paesaggio neutro. Gli adulti possono toccarlo in certi momenti. Questa zona è il "Mare Intorno a Noi" che è un Oceano che si estende infinitamente e pieno di Mistero.

Questo significato proviene direttamente da Still/Sutherland e si riferisce a un luogo reale.

La Zona A inizia dalla quiete centrale e termina alla pelle... è nell'oceano ma non risponde ad esso, anche se viene alimentata dalla sua forza vitale.

La Zona B inizia dalla quiete centrale e termina nell'Oceano (ideale). Può respirare con l'Oceano.

La Zona D inizia dalla quiete centrale e termina all'orizzonte. È nell'Oceano come il mondo naturale. È governata dall'istinto.

La Zona C è il senso dello spirito dell'Oceano. L'Oceano non ha parti eppure le crea. È universale. Il Vero Sé dimora qui ed è connesso al suo bambino nel mondo naturale. Questo è chiamato da noi il bambino interiore, che è il nostro dono divino di essere progettati per servire.

Il dispiegarsi della nostra forma e funzione è un Mistero. Possiamo, tuttavia, vedere certe relazioni. Una che è notevole è la relazione della Presenza della Respirazione Primaria nel Mare Intorno a Noi con i fulcri individuali di funzioni specifiche. La Presenza nel Mare è diversa dalla Lunga Marea o dalla Quiete Dinamica. Nelle Fasi Tre, Quattro e Cinque abbiamo studiato la Lunga Marea e la Quiete Dinamica come forze terapeutiche. Ora arriviamo a un nuovo insieme di principi che rivelano una relazione essenziale nella guarigione. Questa relazione riguarda la Presenza del Mare, una saggezza vivente e amore che crea la nostra forma e funzione. All'inizio, sembra essere all'esterno e il fulcro dentro di noi, ma il senso spaziale di questo cambierà man mano che lavoriamo con esso. La nostra vera Zona B è l'Oceano.

Nel Mare Intorno a Noi non ci sono separazioni, solo Unità. Il neutro qui è ovunque. Tutto il respiro si muove da una singola causa nel tutto. Esploreremo il significato di questo a diversi livelli di separazione e totalità.

Iniziamo percependo il tocco dell'Oceano senza spostare affatto la nostra attenzione.

Controlliamo quindi la respirazione toracica, il suo fulcro e la sua direzione di facilità.

Poi faremo lo stesso con la respirazione primaria.

Poi troveremo la quiete che condividono e aspetteremo...

L'Unità è il mondo di un bambino... il Respiro Unico è chiamato il respiro embrionale.

***La nostra coscienza è un dono; non ne siamo proprietari.
Se la controlliamo, perdiamo la Totalità.
Diventiamo isolati dall'Amore e dalla Dolcezza della Creazione.
Mentre lasciamo che la Marea ci centri, ritorniamo all'intimità con un Oceano di grazia.***

Il nostro Respiro cambia... si ferma ... e appare un Respiro Embrionale.

IL PRIMO RESPIRO

Questo commento riguarda i segni vitali osteopatici relativi al Primo Respiro e come quel respiro crea slancio per problemi di salute presenti e futuri.

Poco è scritto su questo argomento, ma l'insegnamento orale è stato tramandato per decenni. Tutti i corsi di base che ho frequentato (dodici) menzionavano il Primo Respiro.

La persona che mi ha fatto più senso è stata il Dr. Fulford. Si è concentrato sulle conseguenze a lungo termine nei bambini che non avevano completato il Primo Respiro, quelli che erano desincronizzati dall'unità di tutti i respiri essendo uno quando entriamo in questo mondo. Dalla sua direzione e intuizione ho perseguito questo argomento in molti modi... l'ho studiato e utilizzato nella pratica per trentacinque anni... è una conoscenza molto pratica nonostante le sfumature spirituali.

Il primo respiro terreno di un neonato è sempre un momento di meravigliosa bellezza e sollievo.

"Il movimento dei respiri attraverso la nascita come un tutto crea un individuo, allineato consapevolmente con la salute e in grado di funzionare liberamente." Queste parole provenienti dal Dr. Fulford erano poche e preziose.

Cosa intendeva lui?

La mia comprensione mentre parlavo con lui si basava sulla mia conoscenza del percorso mistico che aveva seguito e su cosa le parole " totalità," " individuale," " consapevolmente allineato," e " libero arbitrio" significherebbero nel mondo interiore ...

I bambini sono straordinariamente completi, interi e liberi. Si sviluppano dal progetto della Vita stabilito al concepimento.

Affinché lo sviluppo possa continuare a svolgersi, si deve avere un fulcro ben stabilito tra la Respirazione Primaria, la Respirazione Toracica e l'Accensione.

Al momento del Primo Respiro dopo la nascita, le esigenze della vita aumentano notevolmente ... l'Accensione crea più fuoco, la Marea è orchestrata, la Quiete Dinamica si riversa attraverso la Linea Mediana, e mentre l'aria entra nei polmoni, Un Respiro è fissato nel tempo mentre l'Eternità arriva a riva. La sensazione è di Totalità, non di parti. Se si percepiscono parti, allora c'è una lesione.

Essere un Individuo, nella terminologia del Dr. Fulford, significa seguire il destino dello sviluppo, non le immagini mondane. Il viaggio per il Dr. Fulford era ascoltare l'Amore dietro la Creazione e seguire la sua voce. Il risultato di questo duro lavoro sarebbe che uno diventa ciò per cui Dio li ha creati, non ciò che la loro genetica e l'ego potrebbero sovrapporre.

Il Primo Respiro stabilisce la Memoria e l'Unità vitale che porta il proprio Nome. Se il Primo Respiro è debole, la nostra lotta per conoscerci potrebbe essere prolungata e la maturità spirituale ritardata (prolungando il senso di isolamento dalla Vita).

Essere consapevolmente allineati significa, nel contesto del suo lavoro, essere consapevoli della Volontà Divina e avere un bisogno istintivo di essere in presenza di Amore e perfezione. Questo è il Sé del Sistema Immunitario.

Il libero arbitrio, come lo definiva il Dr. Fulford, è quando uno non è schiavo di abitudini o credenze. Si è liberi di essere spostati dal movimento della Mano del Creatore. Si è liberi di alleggerire il carico della Sofferenza Mondiale. Si è distaccati, imparziali verso tutto, neutrali e reattivi allo sviluppo dell'Amore di Dio. Questo non è un andare alla deriva senza meta... è amore che incontra Amore senza risultati preconcetti. È l'assenza di paura di fronte alla propria timidezza.

Nella visione Biodinamica, il Primo Respiro è Relativo, non Assoluto. Il Primo Vero Respiro è al momento del concepimento o prima. Ovviamente la respirazione toracica (scambio metabolico di $O2$)

inizia molto prima della nascita. Il Respiro della Nascita è il primo respiro terrestre e, idealmente, Toracico, Primario, e l'accensione si muovono insieme come Uno.

Pensa alla capacità della Zona B di svolgere il suo lavoro, di realizzare lo sviluppo del progetto della Vita, se il Primo Respiro è desincronizzato e indebolito. Non può seguire l'effusione del movimento della Vita mentre cresce, se non ha il potere di farlo. Il primo accenno di inerzia, se non sei addestrato a vederlo attraverso le dinamiche del corpo fluido, è la lentezza nel rimodellamento della testa dopo la nascita. Questo dovrebbe essere un campanello d'allarme che c'è un problema nel nucleo. Non plagiocefalia... ma un ritardo nel rimodellamento della testa dopo la nascita... a settantadue ore la testa dovrebbe essere rimodellata; per molti, ventiquattro ore sono sufficienti.

UN RESPIRO

Pratico

Valuta la connessione tra il Movimento

dell'eternità, la respirazione toracica e la Respirazione Primaria

in un adulto.

C'è un Unico Respiro?

TRASFORMAZIONE RIVISITATA

Trasmutazione è una parola molto precisa. Significa un cambiamento completo nella natura di qualcosa che risulta in qualcosa di una natura completamente diversa. Un cambiamento nell'elementale. Il cambiamento di una specie in un'altra. Questa parola è così abusata che la ragione per cui Sutherland l'ha scelta potrebbe non avere senso.

La trasmutazione non è trasformazione. È molto più profonda. È come cambiare la silice in calcio o un criminale in un leader pacifico. Il nostro obiettivo qui è osservare la trasmutazione durante il trattamento piuttosto che i suoi effetti successivi. Rivediamo le nostre discussioni precedenti sulla trasmutazione nei corsi.

Nella Fase Uno abbiamo discusso l'attività metabolica come base per il movimento cranico, piuttosto che le leve durali. La descrizione del processo metabolico era la seguente: Il Respiro della Vita catalizza il movimento dirigendo la Sua Potenza nella Sua Creazione. La Potenza è un Fuoco che trasmuta tutta la sostanza mentre agisce. Durante la Fase di Inalazione della Respirazione Primaria c'è movimento, che è un effetto della Potenza del Respiro della Vita. Possiamo percepire una varietà di risultati: Disimpegno Interno, Aumento Interno, Sincronizzazione, Trasmutazione e Riorientamento alla Linea Mediana. Tutti questi eventi sono fisiologici e il risultato della Potenza della Marea che trasmuta la chimica inerziale in movimento e potere che fa muovere la Vita nella direzione della facilità, data dallo spazio creato di bassa tensione. Lo spazio si apre e la funzione si muove in ... questa è la Vita.

Questo processo metabolico proviene dal Fuoco della Vita, non da un movimento meccanico. Il Fuoco brucia il vecchio e ricarica il tutto.

Questa trasmutazione può essere vista direttamente. Si può vedere il Fuoco e il campo di lesione e assistere al Tessuto che diventa Fluido, il Fluido che diventa potenza morbida, la potenza morbida che diventa Quiete Dinamica ... e così via ... verso la Salute da cui proviene e a cui ritorna.

TRASMUTAZIONE

Pratico

Cosa succede quando ci muoviamo con la Trasmutazione,

non dietro di essa con gli effetti?

SCAMBIO RITMICO EQUILIBRATO

Il termine "scambio ritmico bilanciato" era raramente usato. I pochi che lo usavano erano William Sutherland, Rollin Becker e Robert Fulford ... sono sicuro che ce ne fossero altri. Non è stata data alcuna spiegazione ... per anni ho amato la sensazione delle parole "scambio ritmico bilanciato" come precursore della fusione dello yin e dello yang nel Mare della Totalità. Questi sono i miei pensieri da un punto di vista biochimico.

Il corpo fluido ideale è qualcosa che possiamo solo immaginare dagli scritti dei nostri antenati. Ma ... possiamo percepirlo nei neonati e iniziare il viaggio dai frammenti al tutto. Abbiamo una sensazione da ricordare ... un corpo fluido neonato, che fuoco sacro ... così morbido e luminoso.

Poi vediamo il corpo fluido distorto in noi stessi. Il viaggio dalla distorsione alla funzione sacra richiede molti anni, poiché siamo noi stessi a limitare la percezione. Come diceva spesso Rollin, "dobbiamo sollevare il velo." In realtà, la Marea ci guarisce affinché possiamo vedere l'Amore incarnarsi e passare in un mondo non dualistico.

La Totalità è un ideale che è stato glorificato nel corso della storia della guarigione. Alcuni insegnanti sono arrivati a realizzare questo in se stessi e hanno ispirato altri a cercare ciò che chiamiamo la Totalità della Salute o l'Unità in cui tutto *è* il tutto.

Come Osteopati, il nostro viaggio inizia con la diagnosi di malattie/lesioni. Le Lesioni per loro natura appaiono indipendenti dal tutto. Quando si verifica la demoralizzazione, vediamo solo parti, cioè pezzi della realtà con polarità. Quando siamo consapevoli del tutto, non possiamo vedere i pezzi perché l'Oceano dimostra un'uguaglianza a e in tutto, un campo omogeneo.

La lesione causa l'incapacità delle parti di unirsi. Questa è una grave perdita fisiologica di cui bisogna essere consapevoli nella Dinamica del Corpo Fluido; vale a dire, la chimica non può "funzionare." Questo è chiamato un Campo di Appassimento.

LA COSTRUZIONE O RICOSTRUZIONE DELLA FISIOLOGIA

La Totalità è Unità. L'Unità è senza parti.
Quando lesionate, le parti sono separate e non unite. Sono una dualità: due pezzi distorti indipendenti. Non c'è aumento o comunicazione significativa.
I loro Fulcri sono separati.
Quando si verifica il neutro, tutto è omogeneizzato.
Poi, durante il trattamento, appare il Fulcro originale della funzione.
Questo è il futuro che precede il presente in cui i due diventano uno.
Mentre il trattamento procede, le due parti si raccolgono attorno al Fulcro
del
Unità e sono sollevati dalle distorsioni.
Si verifica una fluttuazione laterale tra le due parti separate attorno al centro punto della chimica futura.
Questo è uno scambio ritmico bilanciato.

Poi c'è una quiete che pervade il tutto.
Poi la sostanza neutra si materializza come il composto originale.
I due sono spariti... esiste solo il composto originale.
Il composto originale è destinato a servire non se stesso ma il tutto.

Le parti opposte interagiscono con la Marea attraverso la neutralità. Poi gli opposti si bilanciano attorno al centro comune (futuro preesistente / disegno della Salute). Poi il processo di scambio ritmico bilanciato si verifica come la fluttuazione laterale attorno al punto centrale e porta la trasmutazione degli opposti in unione. Le parti non esistono più con nessuna delle loro precedenti essenze; ora la loro identità è stata trasmutata in un nuovo essere. Quindi la loro natura essenziale si è avvicinata alla realizzazione. Non rimane alcuna memoria della precedente essenza.

C'è sempre un Terzo principio al lavoro che fornisce trasmutazione.

La Trasmutazione Tidale sta muovendo tutto verso il cerchio superiore. Il processo di guarigione stesso avviene attorno a un Fulcro della Totalità verso cui tutto si sta muovendo, mentre la creazione si muove dal cerchio superiore in una forma incarnata che può risalire alla CAUSA.

HOMEOSTASIS

La Base della Salute

L'Omeostasi è uno stato essenziale di equilibrio che consente l'adattamento dell'intero organismo alle attività esterne e interne in cambiamento.

È lo stato neutro innato del tutto.

Questo è uno spazio silenzioso dove anche il rumore sinaptico è solo un sussurro. È la base della salute in tutte le arti curative... la capacità dell'organismo di adattarsi, agire e tornare a un punto di equilibrio—cioè, di spostarsi automaticamente mentre è mosso dalla Vita. La salute potrebbe essere descritta come la capacità di adattarsi al cambiamento... è certamente la definizione di salute mentale.

Come si stabilisce il normale... da dove proviene questo stato di equilibrio nel tutto?

La mia comprensione è questa:

All'inizio, la Mente soprannaturale crea l'Essere perfetto come un tutto. Questo è un Oceano che irradia dal suo centro. Il centro è silenzio ed è ovunque nel Mare. Questo centro è chiamato la Salute. È il punto di riferimento per l'intera funzione normale.

L'essere di tutte le parti essenziali si forma mentre il tutto si dispiega.

Il punto centrale di tutte le funzioni è unito in una totalità che precede le singole parti. Il tutto mantiene le parti centrate in un sincizio che affascina l'immaginazione. Sutherland disse: “Quando tutti i fulcri sono sincronizzati, ci sarà pace e armonia."

L'apprezzamento del Corpo Fluido come una goccia ci fa entrare in un "intero relativo" attraverso il quale le parti possono aumentarsi a vicenda all'interno di un Tutto sincronizzato. Questa visione elevata dell'organismo è il pensiero Osteopatico che riflette l'interfaccia di molte vere scienze.

"Sei una goccia che contiene un Oceano, non una goccia nell'Oceano."
–Rumi

Il normale persiste a causa dell'omeostasi. L'omeostasi è mantenuta attraverso l'attività di spostamento automatico, una capacità intrinseca di trasmutare qualsiasi tensione che inibisce il ritorno all'equilibrio attorno al punto centrale predefinito del Tutto.

Abbiamo studiato questo nelle prime fasi. Abbiamo osservato spostamenti automatici e punti di quiete che irradiavano nel Mare Intorno a Noi. Purtroppo per gli esseri umani, il ritorno al nostro "Mare d'Origine" richiede uno stato emotivo e mentale neutro dal quale può avvenire lo spostamento automatico della percezione e sollevare il velo che mantiene la nostra consapevolezza in cerchi più piccoli e a ritmi più veloci.

Bilanciando il tutto, permettiamo alle parti di ritornare all'omeostasi (neutro).

Quando comprendiamo tutto questo, vediamo come il lavoro di Sutherland con la Respirazione Primaria possa portare risultati incredibili ... Questo tipo di pensiero è molto scientifico e tuttavia è difficile per molti medici crederci: se affrontano il tutto, la parte guarirà ... è così scientifico che sono stupito di come possiamo evitare la Verità ...

Ogni funzione o struttura ha un punto di equilibrio al suo interno. Ad esempio, ogni forma di tessuto (anatomia) inizia da un punto, un seme embrionale (primordio). Questo punto è la porta per il dispiegamento, il rinnovamento e la guarigione. È il punto centrale per l'attività spaziale (gamma di movimento). È anche il punto centrale per la rete fisiologica. Ogni forma o funzione ha un punto di equilibrio per il riposo e l'omeostasi. Deve tornare alla sua origine per bere dalle acque della Vita che rinnovano la sua interezza, persino il suo Sé.

Qualsiasi funzione può esprimere un intervallo fisico o fisiologico di normale movimento metabolico. Ad esempio, l'attività del calcio ha un punto di equilibrio che determina in modo perfetto il fulcro per la gamma di funzioni. Questo intervallo normale di attività è chimico. Intrinsecamente, quindi, abbiamo un intervallo di normalità attorno a un punto centrale, che forma la forma della funzione e la sua gamma di normale movimento metabolico che rende possibile il movimento meccanico. Al di fuori della "norma", le parti disfunzionano.

Le leggi biomeccaniche sono espressioni della fisiologia, non azioni meccaniche isolate come vediamo in una macchina. Questo è stato quasi dimenticato. Ad esempio, appoggia il gomito su un tavolo e poggia il mento sulla mano ... senti il muscolo bicipite ... dovrebbe sembrare ... come un sacco di "fluido" in piedi e in attesa ma non morto. L'attesa è uno stato di disponibilità a rispondere ... questa neutralità permette alla funzione di ascoltare e ricevere il comando. Poi c'è l'azione, che è un processo fisiologico.

La nostra fisiologia ha bisogno di neutralità; è un momento in cui c'è scambio tra tutti i fluidi del corpo ... quando si verifica l'omeostasi. L'uso del termine "campo appassito" da parte di Still per una lesione è ingegnoso, poiché riflette i principi sopra menzionati al livello più essenziale dell'essere. La qualità di una funzione è proporzionale alla sua capacità di neutralità. Questo avviene anche nell'attività percettiva.

La neutralità mentale è una mente a riposo, una mente in pace e attenta alle istruzioni dell'Intelligenza Suprema che ci crea e ci sostiene. Una mente neutra può ascoltare senza catalogare i dati che le vengono forniti. La risposta è immediata e completa ma priva della rigidità di un piano. È la direzione della facilità.

Senza neutralità, diventiamo compromessi e apatici verso gli altri, che giudichiamo attraverso proiezioni dalla mente razionale. Il mondo è una guerra di opposti, non di "uguaglianze."

Vediamo il neutro tutto il tempo ... lo chiamiamo Bellezza.

La campana del tempio si ferma

Ma il suono continua ad arrivare

Dai fiori

–Matsuo Basho

Quando iniziamo il nostro viaggio percettivo in questa fase della nostra vita, iniziamo ad ascoltare con tutti i nostri sensi.

Questa è una transizione difficile.

EQUILIBRIO AUTONOMICO

L'omeostasi o il neutro in una funzione riflette l'equilibrio autonomico in quella funzione.

Quando sentiamo uno squilibrio autonomico in un organo, il neutro può essere ripristinato per cambiare considerevolmente la funzione.

Ad esempio, si percepisce tensione simpatica nella funzione renale. Questa tensione è funzionale, non organica; può causare malessere. Se non risolta, può portare a malattia. Se l'equilibrio neutro può essere ripristinato, il suo ambiente chimico cambierà in meglio.

DALL'OSTEOPATIA

Il termine "neutro," o "al minimo," è nel nostro vocabolario da quando le Leggi di Fryette furono proposte intorno al 1916. La sua osservazione del neutro era che lo stato normale per qualsiasi struttura/funzione è la neutralità, con il neutro che è uno stato di "fermo in attesa," per così dire, perché la funzione sta aspettando di agire, cioè, al minimo come un motore, in attesa del comando per entrare in azione obbedientemente in risposta alla mente del tutto: "il motore della Vita" ... come piaceva chiamarlo a Still.

OMEOSTASI

"Omeostasi: Il mantenimento di uno stato dinamicamente stabile all'interno di un sistema mediante processi regolatori interni che tendono a contrastare qualsiasi disturbo della stabilità da parte di forze o influenze esterne; lo stato di stabilità così mantenuto. In fisiologia, il mantenimento di condizioni relativamente costanti nel corpo attraverso processi fisiologici che agiscono per contrastare qualsiasi deviazione dalla norma. Da homeo (simile) e stasis (arresto)."

Quindi omeostasi significa letteralmente un arresto stazionario in un processo fisiologico, ma l'arresto è una vitalità potente, non lassitudine.

IL LUOGO D'INCONTRO E L'EROS

Il Luogo d'Incontro è un paesaggio speciale per noi. Sboccia in qualcosa di inaspettato e universale.

Il Luogo d'Incontro non è un fine a sé stesso.

Si può facilmente andare lì e non cambiare. L'osservatore può facilmente "cercare che accada qualcosa"; questo ha l'effetto di uno specchio ... e nulla crescerà. In tutto il nostro lavoro dobbiamo stare attenti ad ascoltare profondamente senza guardare. Questa attività silenziosa può essere ritardata da chi cerca di sperimentare qualcosa. Bisogna rimanere vigili per ciò che non si può concepire e ascoltare con devozione... avere la mente di un bambino il cui cuore è innocente e sacro.

Il vuoto che dà vita al Vero Sé è un effetto della realizzazione della nostra ignoranza/dipendenza. Per rispetto della Marea e di Dio, non presumiamo la capacità di sapere o vedere. Sapere e vedere accadono nel mondo naturale in misura limitata, ma il luogo d'incontro è il confine del mondo soprannaturale. Qui l'incontro avviene solo quando ascoltiamo; ascoltiamo nel silenzio con piena fede... l'"altro" verrà.

La quiete di terzo livello non è un fine a sé stessa... non è qualcosa a cui aggrapparsi ma qualcosa in cui essere e da cui diventare.

Sia il Luogo d'Incontro che la Quiete di Terzo Livello sono stanze di nascita dove l'individualità di una persona si fonde in una nuova forma di essere.

Per essere specifici, si sperimenta Eros. Eros è l'unità che favorisce l'incontro e la fusione necessari per una crescita ulteriore. Eros proviene originariamente dal greco, in particolare da Platone.

Successivamente, Carl Jung, Rollo May e Helen Luke si riferirono spesso a Eros come a uno stato specifico dell'essere. Il linguaggio moderno associa Eros a un evento sessuale. Questo è lontano dalla verità ed è molto tragico, poiché le potenzialità vengono spogliate contemporaneizzando la parola per l'ego.

Quando arrivi a vedere come questa parola connette uno con la vera natura dell'amore, potresti sentirti stupito.

Questo amore platonico (Eros) è raro perché si dà infinitamente piuttosto che soddisfare un bisogno e arrivare a una fine o a un culmine. Questo amore nasce dalla meraviglia per l'"altro". Ci si fonde. Il senso di "me" o "io" è letteralmente mescolato con l'altro e si stabilisce un vero senso di nuovo essere. Nasce in una totalità così semplice che la diversità finisce e per un periodo non c'è altro che l'unità di tutto ... questo sostituisce gli "altri" con un'identità singolare omogeneizzata in un unico UNO. La trasparenza dell'UNITÀ è un amore silenzioso che conduce con la propria volontà alla fine dell'"io" come lo si è conosciuto in molte forme di volontà individuale ... L'individualità di uno muore mentre si riposa nel Mistero Amato della Vita.

Eros può verificarsi, come abbiamo detto, tra anime. Può anche essere una fusione con un corpo di vera conoscenza ... Questo non è un pensiero quotidiano per le persone istruite.

La conoscenza che precede l'apparizione dell'umanità nel tempo è soprannaturale. I principi dell'Osteopatia precedono A. T. Still. Il Respiro della Vita, la Marea, il Silenzio e la Quiete sono tutte leggi preincarnate, così come l'embriologia, la trasmutazione e la Salute. L'Amore per queste realtà può portare a stupore e fusione. L'individuo diventa la conoscenza con cui si accompagna.

Si dona il proprio essere alla Saggezza senza bisogno di ritorno, perché il dono proviene innanzitutto da una verità che riecheggia nel cuore eternamente. Questo può portare alla stessa consumazione come nelle altre forme di Eros ... arrivo alla soglia del paradiso o alla presenza di Dio ... poi un nuovo Sé, un Vero Sé, viaggia come una Totalità verso il Sole.

L'ego è un evento egocentrico e non può incontrare l'"altro" senza prendere per il proprio bisogno. Possiamo mantenere una quiete di terzo livello e credere che sia "superiore" ... L'ego deve amare abbastanza da morire. L'arrivo di Eros nella propria arena è una sorpresa ... si è sconcertati dal dare senza bisogni condizionali. L'espressione è spontanea ... continua per sempre in un paesaggio di stupore e sorpresa.

Questo cambiamento rende una persona imprevedibile per gli altri, ma per il nuovo Sé l'imprevedibile è il movimento costante della Vita e la sua Marea spontanea.

L'Amore di questo tipo è sempre pieno e sempre nuovo.

La fiducia nella Marea è diventata la propria vitalità. La facilità è riempita dall'espansione inaspettata della totalità come precedentemente sperimentato. Spesso l'Amore stesso proveniente da Dio perde le sue intonazioni individuali ... solo il tutto può essere amato ... non io ... tutto e tutti come un tutto.

Sapere dove sei è facile ... ciò che manca è "Me" e la dualità ... qualsiasi movimento verso la diversità è isolante e freddo.

Il linguaggio usato nella visione Biodinamica dell'Osteopatia è classico, non contemporaneo. Sutherland era un paroliere; il suo linguaggio era molto specifico. Le parole sono create e incarnate attraverso osservatori specifici. Le parole ci dicono ciò che hanno osservato. Sereno è una parola enorme, enorme. Trasmutazione, allo stesso modo, è soprannaturale. Se provi a vedere la parola in azione, forse tornerai alla Causa.

Il primo indizio che Eros sta arrivando è quando vediamo Dio nel volto di un altro... una luce che ci pervade.

Ricorda... il Dott. Still disse: "Amo i miei pazienti perché vedo Dio nei loro volti e nella loro forma." Questo non è immaginazione.

Alcune delle qualità di Eros sono elencate di seguito:

È un divenire dell'essere in un nuovo Sé attraverso la fusione.

Unisce la diversità nella totalità.

È il desiderio di totalità, continuamente.

Supera le barriere tra nemici. Spinge a trascendere se stessi.

È la fonte della tenerezza.

Richiede immaginazione divergente. Trascende la tecnica in qualsiasi forma.

Ama l'umanità.

Riceve come riceve l'intera vita.

Segue.

Il Luogo d'Incontro è dove si ascolta. Mentre ciò accade, lì avviene la maturazione. Il cuore diventa neutro ed è ricettivo alla Marea, che crea fusione.

Durante la maturazione, si riposa in una presenza amorevole.

Qui i sensi si convertono a vedere il tutto piuttosto che il singolare.

Presto si arriva a vedere il Dato come tutto ciò che esiste. Si fa poco o nessuno sforzo per attualizzare ... per essere.

Il Conosciuto diventa un segreto.

Una voce interiore appare come il Maestro.

Si segue il Mistero.

LA POTENZA DELLA MAREA È FUOCO

"Il Fuoco è in tutte le cose

Pervade tutte le cose senza mescolarsi con esse

Brillante per sua stessa natura, nascosto

Manifestando la sua presenza solo quando trova materiale su cui lavorare

Violento e invisibile

Avendo dominio assoluto su tutte le cose

Comprende ma rimane incomprensibile

Mai nel bisogno

Aumentandosi misteriosamente

Mostrando la natura della sua Maestà, secondo la natura della sostanza che lo riceve

Potente e Maestoso

Invisibilmente presente in tutte le cose."

–Dionigi (primo secolo d.C., mistico cristiano, primo Vescovo di Atene, amico di Paolo e dei Discepoli, incontrò Maria, fu padre spirituale per molti)

IL MOVIMENTO DEL FUOCO

Questa pratica esaminerà molti dei movimenti di base legati alla Respirazione Primaria che abbiamo tutti appreso da una varietà di corsi nel lavoro craniale tradizionale.

Il Fuoco è essenziale per l'essere. Il Fuoco è la natura della Potenza e la potenza con diversi livelli di intensità trasmutativa. La Trasmutazione è più dell'effetto del fuoco come generalmente lo apprezziamo nella scienza. Il Fuoco Mareale distrugge e ricostruisce. È la forza che genera crescita e sviluppo. Porta la Mente di Dio nella manifestazione. Esprime la Salute e la sua Luce Liquida. Brucia via le scorie dell'ego.

È il Respiro dei ritmi. Il Fuoco porta forma e confine nella funzione che crea. Respirare Fuoco, Trasmutazione, Movimento Metabolico, Forma, Morte, Ricostruzione, Guarigione e Calore sono tutti piccoli pezzi della fiamma visibili in momenti diversi. Può fermarsi a Volontà. Non è un incendio incontrollato. Può fermarsi, sciogliersi nel neutro, o restare immobile, trattenendo il suo potere nel tutto come una nuova esistenza. Viene dalla Scintilla che accende il motore della vita. È Fuoco Sacro. È Amore.

FUOCO

Pratico

Guarderemo di nuovo tutto ciò che sappiamo e vedremo cosa è ora visibile che prima era invisibile.

Inizia con una ciotola d'acqua, come abbiamo fatto nella Fase Uno ...

una ciotola trasparente di fluido ...

Il Fuoco arriva e c'è un cambiamento.

LA FIAMMA DELL'INTENZIONE

Uno degli obiettivi del Dott. Sutherland era comunicare con la Marea. Come sapete, ha lavorato a lungo e duramente per liberarsi dai "sensi fisici", come li chiamava. Mentre lo faceva, si aprivano nuovi orizzonti. Cominciò a riconoscere la Marea come un effetto di un'Intelligenza Suprema e Amorevole. Capì quindi che la Volontà e l'Intenzione di Dio potevano essere realizzate.

Questo risveglio non è avvenuto dall'oggi al domani; è stato l'effetto di un grande sforzo per pensare indipendentemente da ciò che sapeva. È stato anche il risultato della fede nella Marea e dell'essere abbastanza neutro da lasciarla entrare in lui.

Pensare l'Osteopatia ci conduce in nuovi paesaggi. Mentre entriamo in questi luoghi, siamo guariti dalla Presenza della Marea. Questa guarigione trasforma i nostri sensi da una funzione convergente materialistica riduzionista in sensi riconnessi alla Salute, e vediamo la vita in un modo molto diverso. Mentre avviene questo cambiamento, cominciamo a volte a vedere che il mondo è trasparente al Respiro della Vita ... che tutto si muove da un'unica fonte eterna, Amore e Creazione eternamente in movimento. Questa realizzazione è un bellissimo shock, uno che cambia il nostro Pensiero e il nostro senso di normalità.

Questi cambiamenti non sono automatici; bisogna desiderare meno caos interno e voler essere guariti. Questo richiede una fede pratica nella Marea, che è una fiducia che permette il cambiamento, un cambiamento che non è prevedibile. L'ego, nella sua pigrizia, resisterà, e quindi ci vogliono molti anni per trovarsi vuoti di ostinazione e pieni di una gioia morbida, silenzio, pace e neutralità. Una relazione con il Motore della Marea aiuta molti pazienti che altrimenti trarrebbero molto meno beneficio da qualsiasi metodo disponibile nella medicina odierna. Permette anche l'ingresso nel mondo dei bambini, che è clinicamente anni luce avanti rispetto ai formati più rigidi.

Ora lavoreremo con la "Fiamma dell'Intenzione." È una forza terapeutica che può essere vista in ogni paziente (come la Marea permette). Può comunicarci l'Intenzione del Respiro della Vita. Rivela anche uno sguardo preciso alla sua "abilità chirurgica non invasiva" simile a un laser a livello cellulare. La fiamma comunicherà chiaramente la sua Intenzione e dimostrerà quell'Intenzione senza che tu aggiunga alcuna intenzione tua, se non l'attenzione alla Fiamma.

L'intenzione non è una conclusione da ciò che vedi, ma una trasmissione dalla Saggezza della Fiamma.

LA FIAMMA

Pratico

Nota che tutto è trasparente al Respiro della Vita. C'è un vento che passa attraverso tutto. È il movimento della Creazione, il movimento eterno dell'Amore Divino.

Se questo non è facilmente percepibile, guarda fuori nella natura per un po', poi al paziente, con una visione divergente—una visione che non si concentra da nessuna parte. Se questo non aiuta, siediti nel Terzo Livello di Quiete per un po' e lascia che ti aiuti a raggiungere una neutralità dei sensi.

Fidati del tuo giudizio. Se è una fantasia, allora il trattamento non funzionerà. Prendi il rischio di fidarti di ciò che vedi e abbraccialo.

Vai dal paziente e posiziona le tue mani sulla fiamma. Fai un contatto sensoriale e modella le tue mani alla forma, con le dita più lunghe che toccano la punta della fiamma.

Segui fisicamente la Fiamma e ascoltala... concentra la tua attenzione con grande cura.

Dimostrerà un trattamento a molti livelli.

Si fermerà senza rendere il paziente perfetto.

La fiamma non si spegne ma si ritira in una luce liquida. Lascia riposare il paziente.

LA DIAGNOSTICA DEL SISTEMA NERVOSO CENTRALE

Ogni attività separata è valutata per quanto segue: Disimpegno interno sotto l'influenza della Marea

Sincronizzazione con la Marea (controllare il movimento paradossale)

Aumento con altri movimenti del sistema (controllare i movimenti contraddittori)

Trasmutazione della funzione verso il neutro

Attività da valutare:

I sacchi (periostale, durale, cervello propriamente detto)

Il tubo neurale

Incurvamento del girino nel Mare Intorno a Noi

Il Girino nel suo insieme si muove verso la lamina terminalis durante l'inspirazione (solo con i ritmi)

Avvolgimento nei ventricoli laterali verso la lamina terminalis durante il periodo di inspirazione

Oscillazione sui letti d'acqua

L'Uccello

Accensione: Movimento Presente di tensione reciproca potenza nel terzo ventricolo

Campo Fluido del sistema nervoso centrale

Sistema nervoso centrale collettivo potenza di tensione reciproca

COS'È IN FONDO A UNA CUCITURA

Quando entriamo veramente in una giunzione, c'è solo Spazio. Non c'è la sensazione di uno spazio tra gli strati dell'anatomia. Nella giunzione entriamo in una Quiete Dinamica. È come un pozzo profondo e oscuro.

Non si può dire dove sia il fondo ... ci muoviamo più in profondità nel pozzo. È buio.

Alla fine, arriviamo al fondo.

Trova un posto comodo e Riposa ... aspetta l'alba.

Quando arriva l'alba, vedrai il paesaggio in fondo alla Giunzione ...

Riequilibra se necessario ... Zona B, l'Oceano, e la porta tra di loro ... oppure vai alla Salute e aspetta (metodo preferito).

Ulteriori Commenti sulle Giunzioni

La caratteristica essenziale di una giunzione è lo spazio, ma non lo spazio tra i punti di riferimento anatomici. Lo spazio è uno stato specifico della Vita in cui funziona la matrice invisibile della Salute.

Lo spazio è più grande della funzione che crea.

Le forze terapeutiche riconoscono le cuciture poiché spesso scompaiono in una cucitura prima che le cuciture si fondano nello spazio puro.

Le forze terapeutiche che si impegnano in una cucitura variano dalla Lunga Marea e la Quiete Dinamica alla Luce Liquida della Salute.

Lo spazio è una sostanza ricca e oscura. Still disse: "La vita è quella sostanza che riempie tutti gli spazi dell'universo."

SE

Se percepisci un paziente Vivente sotto le tue mani, e se percepisci prima la Salute, e se ti sincronizzi con la Bellezza prima della Lesione, e se sei un vero scienziato senza pregiudizi, e se ascolti invece di Parlare con le tue mani, e se puoi aspettare che la tua mente sia Neutra, e se non sei distratto dalle abilità precedenti, e se non stai cercando di risolvere solo i Sintomi, e se puoi vedere la direzione della facilità, e se comprendi il primo capitolo di Dott. Still in *Philosophy of Osteopathy*, e se credi che le tue mani possano mostrarti più di quanto tu possa mostrare loro, e se credi che il tuo compito sia seguire e non guidare il Meccanismo della Vita, e se puoi cercare qualcosa di nuovo in ogni trattamento, e se stai cercando di cooperare con Leggi non create da mani umane, e se credi che la Vita sia Eterna, e se bruci tutti i libri una volta che hai una base, e se puoi entrare nella natura selvaggia dentro te stesso e il paziente, e se credi che l'Amore sia la Causa di tutto, e se puoi accettare l'opposizione senza resistenza, e se la tua mente vuole essere Trasparente alla tua stessa Salute, e se la tua Ignoranza non si nasconde ma diventa umile, e se vedi tutte le forme di Osteopatia come rami di un unico albero, e se hai letto Sutherland ancora e ancora e ancora, e se vedi che i Neutri della Respirazione Toracica sono a priori di un Neutro Completo, e se sai che non c'è forma senza informità e non c'è Vita senza Morte, Trasmutazione e Rinnovamento, e se sai che il trattamento è già in attesa nel paziente, e se sai che il tuo aiuto è ciò che serve per cento ragioni, e se sai che aiutiamo solo l'inizio del trattamento, e se sai che è autosufficiente, e se puoi amare le persone che distruggono il trattamento prima di lasciare l'ufficio, e se non ti aspetti più da te stesso di quanto Dio ti conceda, e se sai che devi lasciare tutto ciò che sai dietro nella polvere di ieri, e se sai che la quiete non è Quiete, e se insegni solo da ciò che ami, e se puoi essere coraggiosamente Neutro nel tuo cuore e respirare, e se puoi sentire la Salute quando non puoi sentirla... Allora, amico mio, sarai un Gioioso Osteopata Principiante. Allora, se lo desideri, le tue preghiere saranno esaudite.

ASSETTO MENTALE DEL CLINICO

Respirazione toracica come Impulso Ritmico Craniale	2,5 cicli al minuto (24 secondi per ciclo)	(24 secondi per ciclo) 6 cicli ogni dieci minuti (100 secondi per ciclo)	Quiete Dinamica nessun ritmo percepibile	Oceano dell'Amore
Distratto dai concetti.	Mente urbana... insicurezza; attenzione; sforzo; obiettivi imposti.	La mente è quietata dalla Marea Lunga; mente naturale afferente.	La mente è in attesa della Marea; mente neutra e disciplinata.	Vero Sé... la Luce guida la consapevolezza.
Mente piena di pensieri, rumorosa, orientata alla lesione.	La mente si quieta, ma rimane vulnerabile alla paura.	La mente è stabile, duttile e attenta; la fiducia si risveglia.	L'Interezza è apprezzata.	Servizio al bambino interiore.
Formato razionale: trovare la lesione e risolverla.	Obiettivi al servizio di sé; codipendenza; analisi soggettiva.	Consapevolezza istintiva di una Mente Superiore.	Il Mistero è evidente; i sensi riposano e si convertono.	Si è appagati; la salute emerge in superficie...
Emotivamente instabile; centrato su di sé.	L'empatia rappresenta una sfida; compaiono fluttuazioni.	La risposta alla Marea ha inizio...	Riposo; maturazione.	Allineamento con la volontà della Marea.
Scarso senso delle dinamiche interiori del paziente; la lesione è l'antagonista.	La sensibilità è presente ma indisciplinata; momenti di insicurezza e la fiducia oscillano.	L'istinto si risveglia; l'attenzione si addolcisce; emerge il femminile.	Conversione dei sensi al mondo invisibile.	Il Nulla.
La respirazione non è sincronizzata con gli altri ritmi; respirazione simpatica.	La respirazione inizia a cambiare.	Sincronizzazione, ovvero respirazione con la Marea.	I respiri si uniscono.	La causa del Respiro è l'Amore.
L'osservatore è fissato sull'obiettivo; le intenzioni sono fisse.	L'osservatore è dominato dall'emisfero sinistro.	L'osservatore è neutrale.	L'osservatore è mosso dalla Marea.	L'Osservatore Originario.
Attenzione focalizzata.	L'attenzione si sposta con fluidità.	L'attenzione è aperta.	Il senso del Sé è l'Interezza.	L'attenzione è donata.

"Lascia che ciò da cui sei stato ferito diventi la tua Cura." -Migne

"Un meccanico nella scienza del sapere è in grado di percepire la Marea in operazione ... se Sapere e la Marea sono sinonimi, allora, mentre questi pazienti vengono da me per osservazione, diagnosi e trattamento, e sono consapevole di una qualità sottostante di attività che avviene oltre i fulcri e i modelli, a volte durante la loro permanenza in studio, si verificano periodi momentanei di Immobilità a seconda del problema, e in pochi minuti il quadro materiale cambia considerevolmente, e sempre verso la libertà. Il punto importante che sto cercando di affermare è che questa Marea sottostante è universale, senza definizione, e non ha alcun reale collegamento con i problemi. Come la serra descritta a Kirksville. 'Il Respiro della Vita o Marea non tocca la casa ma la illumina riflettendo attraverso e attraverso.'" -R. Becker, *L'Immobilità della Vita*, p. 208.

"La vita è quella forza calma inviata dalla Divinità per vivificare tutta la natura." -A. T. Still

"Quando la respirazione embrionale è ripristinata, non raccoglie né disperde, è senza sé o altro [dualità] ... unisce lo yin e lo yang." -Zhao Bi- Chen (Maestro Daoista del XIX secolo)

EMBRIOGENESI MAMMIFERA

Come principio della fisica, tutti i movimenti avvengono in relazione a un punto di riferimento. Questo è particolarmente importante in una massa in espansione come un embrione, poiché tutte le strutture non attaccate alla superficie si allontanano comprensibilmente dalla superficie man mano che la massa si espande. In tali condizioni, il punto di riferimento ideale sarebbe uno al centro della massa, cioè un centroide. Anche se non esiste un punto che si verifichi costantemente negli embrioni in sviluppo, qualsiasi punto che sia più centralmente posizionato si muoverebbe meno in relazione alle strutture circostanti ...

Le posizioni definitive delle strutture interne ... possono essere spiegate dalla crescita differenziale. ... Piuttosto che le strutture si muovano da una regione dell'embrione a un'altra, ... si espandono all'interno della stessa regione, man mano che l'embrione si ingrandisce e cambia forma.

Raymond F. Gasser PhD, articolo completo: https://anatomypubs.onlinelibrary.wiley.com/doi/full/10.1002/ar.b.20092

Una visione Biodinamica dell'Osteopatia nel campo craniale apprezza il movimento della totalità intorno, attraverso e all'interno del fulcro della totalità della Respirazione Primaria. Questa comprensione si riflette nella parola Biodinamico, che, nel contesto di questo modello Osteopatico originale, significa che l'organismo sta emergendo dal suo fulcro creativo più intimo e centrale, che è la Totalità del mare intorno a noi, attraverso di noi e in noi di cui siamo un'espressione. Pertanto, nel nostro insegnamento affrontiamo questo movimento dell'intero del paziente nello stesso modo in cui il Dr. Gasser lo presenta nella sua immagine del suo "senso" di creazione.

È interessante che il recente lavoro del Dr. Gasser convalidi il punto esatto che è stato di interesse centrale per molti Osteopati per molti, molti anni. E così, vediamo ancora una volta che la nostra ricerca, attraverso un'osservazione semplice e abile, è tanto accurata quanto, e forse più evoluta, dell'uso della strumentazione. Il mio punto è che dobbiamo fidarci di ciò che sentiamo e condividerlo con gli altri, e nel corso del tempo nuovi principi di trattamento continueranno a svelarsi dalla Verità che è già lì.

LA PARABOLA DELLE ZIZZANIE, DA MATTEO 13:24–30, KJV

24Un'altra parabola propose loro, dicendo: Il regno dei cieli è simile
a un uomo che seminò buon seme nel suo campo:
25Ma mentre gli uomini dormivano, venne il suo nemico e seminò
zizzania in mezzo al grano, e se ne andò.
26Ma quando il grano germogliò e produsse frutto, apparve anche la
zizzania.
27Allora i servi del padrone di casa vennero e gli dissero: Signore,
non hai seminato buon seme nel tuo campo? Da dove viene dunque la
zizzania?
28Egli disse loro: Un nemico ha fatto questo. I servi gli dissero: Vuoi
dunque che andiamo a raccoglierla?
29Ma egli disse: No; affinché, raccogliendo la zizzania, non
sradichiate anche il grano con essa.
30Lasciate che entrambi crescano insieme fino alla mietitura: e al
tempo della mietitura dirò ai mietitori: Raccogliete prima la zizzania e
legatela in fasci per bruciarla; ma raccogliete il grano nel mio granaio.

Commento:

Il Regno dei Cieli è il luogo del buon grano e del pane più raffinato, il Pane della Vita.

È il terreno sacro dell'unione con Dio, dell'Amore Eterno. Un luogo di esistenza ben oltre la nostra immaginazione e comprensione. Oltre i Miracoli, il luogo da cui provengono i Miracoli.

Il buon seme è il nostro Imago Dei, la Salute. "Buon seme" nell'area agricola dell'epoca sarebbe stato perfettamente pulito, non mescolato con i semi delle erbacce. Significa anche che il seme era fresco e proveniva da piante sane immuni alle malattie locali. Poteva resistere alle erbacce che il nemico gettava accanto al buon seme, e maturare comunque accanto a loro, senza perdite.

I lavoratori volevano sbarazzarsi subito delle erbacce, strapparle e liberarsene. Il Maestro disse: Aspettate. Lasciatele crescere. Aspettate fino a quando il Grano matura. Se strappate ora le erbacce, danneggerete la crescita e lo sviluppo del grano.

Il senso qui è che possiamo essere pazienti, aspettare, e se il seme è sano, non sarà diminuito dalle erbacce.

Più tardi, quando il grano è maturo, le erbacce possono essere estirpate, bruciate (trasmutate), e il grano conservato come Memoria Eterna, il vero grano (fonte di nutrimento) dal seme dell'Amore.

Ciò a cui Cristo potrebbe alludere è la nonviolenza, la Neutralità verso il nemico e le erbacce... applicato alla meditazione, potrebbe significare che non rimuoviamo le Lesioni ma continuiamo a crescere con le erbacce... Se estirpiamo le Lesioni prima che il raccolto sia pronto, allora la Totalità ne soffre. Il bene viene danneggiato... così al Raccolto, quando siamo con la Salute, e maturi, le erbacce saranno estirpate e trasmutate.

Il raccolto (essendo nel Cuore della Salute) può essere conservato (memoria eterna) per il nostro nutrimento.

È sorprendente quanto spesso gli Insegnanti ci allontanino dall'auto- miglioramento attraverso il rifiuto forzato degli aspetti indesiderabili della nostra Umanità... e quanto spesso il desiderio di estirparli si presenti. Cristo suggerisce un'altra strada.

La malattia è spesso vista come un'erbaccia. Se si aspetta e si lascia crescere la Salute, arriverà il momento in cui il Fuoco consumerà le erbacce con Compassione... non per rifiutare le erbacce ma per trasformarle in qualcosa che supporta la Salute.

Una correzione eccessiva delle Lesioni può danneggiare la Totalità.

LA PREGHIERA DEL DOTT. STILL

Signore, grande guaritore, mi
inginocchio davanti a Te.
Poiché eccellente grazia e doni
perfetti discendono da Te, concedi, Ti
imploro, abilità alle mie mani, lucidità
alla mia intelligenza,
gentilezza ed empatia nel mio cuore.
Dammi semplicità di scopo, la forza di
portare alle mie mani parte del peso dei
miei fratelli sofferenti,
e una reale comprensione del privilegio che
mi hai dato.
Rimuovi dal mio cuore ogni
malizia e pregiudizio,
affinché con sincera fede infantile io
possa appoggiarmi a Te, Amen.

-Andrew Taylor Still

LA SEMPLICITÀ DELL'OSTEOPATIA

L'Osteopatia è semplice quanto l'organismo umano, ed è semplice quanto l'universo, poiché nell'organismo umano sono abbracciate tutte le leggi fisiche, mentali e spirituali dell'universo.

Per comprendere perfettamente l'organismo umano, sarebbe necessario possedere una mente infinita.

...siamo inclini a dimenticare che il corpo deve curarsi da solo. Questa è l'idea osteopatica, e in ciò c'è una semplicità.

Dovremmo aiutare il corpo in ogni modo spirituale, mentale, biologico e fisiologico possibile, ma non c'è dubbio nella mia mente che l'aspetto strutturale sia di primaria importanza....

...se confrontiamo la nostra diagnosi e terapia con quella dei medici, i nostri metodi sono molto più semplici nella maggior parte dei casi, poiché c'è un fattore meccanico in quasi ogni caso che viene trascurato da loro, e possiamo essere sicuri che se questi fattori meccanici vengono rimossi, il paziente starà meglio di prima....

Il principio dell'osteopatia è semplice, come tutte le grandi verità sono semplici. La sua applicazione non lo è. Richiede infiniti sforzi.

Harrison H. Fryette, "La Semplicità dell'Osteopatia," in *Accademia Americana di Osteopatia*, 1938, p. 14–15.

Che il sé avanzi e

confermi le miriadi di cose si chiama illusione.

Che le miriadi di cose

avanzino e confermino il sé si chiama illuminazione.

Dōgen Zenji

BIODINAMICA DELL'OSTEOPATIA COLLANA

Questo volume fa parte di una collana di dodici libri dedicati alla Biodinamica dell'Osteopatia. Si raccomanda di leggere l'intera collana nell'ordine previsto, poiché ogni volume si basa sulla comprensione acquisita nei precedenti.

Si raccomanda inoltre di affidarsi a insegnanti e mentori esperti, affinché possano aiutarvi a fare esperienza della piena profondità delle informazioni qui presentate.

La collana completa comprende i seguenti volumi:

La Fase Uno riguarda il movimento involontario, presente sia nell'intero organismo sia nella lesione. Impariamo a sincronizzarci con la respirazione della Respirazione Primaria prima di intraprendere qualsiasi trattamento. Questa sincronizzazione è la chiave per lavorare con ritmi stabili senza irritare il sistema. Il principio della sincronizzazione con un aspetto sano del paziente permea l'intero programma di insegnamento. Tale sincronizzazione sposta la nostra consapevolezza a un diverso livello di ricettività, consentendoci di percepire la Respirazione Primaria anziché il campo della lesione e conducendoci, infine, a comprendere l'intenzione della Respirazione Primaria.

La Fase Due riguarda la comunicazione con le leggi naturali della guarigione che regolano l'attività a un ritmo di 2-3 cicli al minuto. Ci sincronizziamo con la respirazione della Respirazione Primaria e aggiungiamo anche la capacità di percepire il fulcro, la Quiete attraverso la quale la respirazione crea forma e funzione. Si tratta di un tipo di sincronizzazione diversa rispetto a quella della Fase Uno, che ci porta a una consapevolezza più profonda. Quando ciò avviene, il trattamento si esprime automaticamente. Il punto finale del trattamento, rispetto alla Fase Uno, rivela diverse differenze. Scopriamo che questo tipo di sincronizzazione lavora esclusivamente con il corpo fluido e che il risultato del trattamento è più completo rispetto a quando si lavora solo con i tessuti.

La Fase Tre è incentrata sulle attività della Marea Lunga (ciclo di 100 secondi). Esploriamo una forza terapeutica intrinseca già presente nel campo della lesione. Impariamo che il sistema durale non è composto da tre falci, ma da una serie di pieghe all'interno di un sacco, che si sviluppano durante la crescita e lo sviluppo. Scopriamo la relazione tra i sacchi durali superiore e inferiore, rendendoci conto dell'indipendenza di due tentori del cervelletto separati. Realizziamo che la zona D, l'orizzonte e il Filo (lungo il quale la Marea Lunga si muove nel suo corso terapeutico previsto) sono tutti collegati come leggi naturali appartenenti a questo livello della Respirazione Primaria.

La Fase Quattro si concentra sulla Linea Mediana, un luogo in cui le relazioni spaziali si esprimono nella loro totalità. Essa ci sincronizza e ci centra, rendendoci consapevoli della Zona D e della Quiete Dinamica. La Quiete del Terzo Livello, nella Fase Quattro, è diversa dalla Quiete delle altre Fasi: siamo centrati dalla Quiete che si trova al centro della creazione. La nostra intenzione viene sostituita dall'intenzione della Marea, che può favorire il nostro percorso spirituale.

Nella Fase Cinque, ci concentriamo sul viso. Avvicinandoci al viso, utilizziamo tutti i principi che abbiamo appreso nelle Fasi Uno, Due, Tre e Quattro. Lavoriamo con lo spostamento automatico e notiamo differenze rispetto ai vecchi modelli di osteopatia nel Campo Craniale. Sincronizzandoci con la presenza terapeutica della Marea Lunga, esploriamo ciò che possiamo apprendere dal viso attraverso questa prospettiva. Lavoriamo anche con le Suture, la Quiete Dinamica e l'Ignizione.

La Fase Sei è la continuazione del nostro viaggio nella Totalità che genera la vita e trasmette forze terapeutiche in grado di trasmutare le lesioni una volta che il Neutro è espresso. È un insieme di attività incentrate sulla presenza esterna della Respirazione Primaria, intesa come forza non biologica dotata di una propria personalità. Continueremo inoltre a esplorare le suture e passeremo poi alle estremità, prima in termini embriologici e poi secondo l'insegnamento di Sutherland nella sua opera PowerPoints. La Fase Sei è il momento per costruire la tua comprensione della Marea e affinare le tue capacità.

La Fase Sette mette in evidenza la Salute. Il famoso commento del Dr. Still, "Trova la Salute; chiunque può trovare la malattia", ha tormentato molte menti nel corso dell'ultimo secolo.

Arriviamo a una visione chiara di diversi aspetti interiori della Salute: l'Amore ... la luce liquida ... e una matrice di diamante. Viene trattato un approccio per il paziente terminale e morente. Nella sensazione somatica della Marea che attraversa la Casa sotto il Mare, la nostra consapevolezza viene trasmutata dalla Salute. La lesione è vista come un atto precognitivo della Salute. La Respirazione Toracica, la Respirazione Primaria e l'Ignizione sono una cosa sola. Il paesaggio è vasto ... e i principi della guarigione sono ancora più sostanziali di quanto li avessimo sperimentati prima.

La Fase Otto è un'esplorazione più profonda delle Suture, dello Scambio Ritmico Bilanciato e della Fiamma dell'Intenzione come modalità terapeutica. La Fase Otto rappresenta il culmine della nostra consapevolezza della Totalità e ci conduce, infine, alla Presenza Divina, all'Amore Incondizionato e all'Unità. La Marea vivente domina la consapevolezza, mentre le forme si ritirano sullo sfondo. Il Respiro della Creazione viene percepito dentro di noi come il Centro della Totalità. Si percepisce il proprio dispiegarsi mentre si viene creati. La nostra coscienza è un dono; non ci appartiene e, se cerchiamo di controllarla, perdiamo la Totalità.

La Fase Nove è il momento in cui siamo in grado di valutare e trattare pienamente il Sistema Nervoso Centrale e l'Occhio. Affrontiamo inoltre il Fuoco e la modalità terapeutica dello Shakedown. La vera azione nasce dall'Amore e rende possibile la nostra percezione. Questo Amore è un annullamento di sé e, per sua stessa natura, ci permette di Servire come parte del Perfetto. La percezione può essere impiegata per Servire qualcosa di più grande di noi. Abbiamo cercato di entrare in quel punto di equilibrio tra il Perfetto e la Malattia... un punto in cui il tutto è sostenuto dall'Amore, mentre quest'ultimo opera per incarnare il Completo. In questo punto di equilibrio dell'universo risiede l'Intenzione della Marea, che segue il movimento della distorsione per ricondurla a una relazione Vera con il Progetto della Vita.

Pediatria Uno esplora il modo in cui i bambini crescono come un tutto e non per compartimenti, come talvolta si tende a credere. I bambini vivono nella Direzione della Facilità del movimento presente nei loro campi metabolici fluidi; in caso contrario, si sentono a disagio e necessitano di assistenza. Il tuo trattamento sostiene realmente l'Interezza, oppure presume semplicemente di farlo? Comprendiamo che i bambini non sono adulti e non possono essere trattati come tali. Affrontiamo la modalità terapeutica del Luogo d'Incontro, i periodi prenatale e postnatale, il trattamento del bacino durante la gravidanza, le malposizioni fetali e il parto.

Pediatria Due approfondisce la consapevolezza percettiva necessaria per avvicinarsi al trattamento dei bambini. Approfondiamo la nostra comprensione della Totalità, dei tre livelli di Quiete e del Luogo d'Incontro. Affrontiamo il concetto di Neutro del Deserto, nel quale l'azione terapeutica passa nella sostanza neutra e si rivela come un mistero: il Respiro dell'Amore Divino si riversa come forza terapeutica su un paesaggio desertico notturno, colmandolo e senza lasciare alcun effetto visibile. Approfondiamo ulteriormente il trattamento del bacino e dell'utero durante la gravidanza. Esploriamo la Respirazione Toracica, la Respirazione Primaria nei bambini e il Cerchio Familiare.

Pediatria Tre prosegue lo studio del Flusso terapeutico dell'Attenzione. Approfondiamo la Quiete del Terzo Livello e il Luogo d'Incontro. Il Luogo d'Incontro è facilmente frainteso... il nostro osservatore deve essere così immobile e neutrale da poter osservare il processo mentre si svolge. Il Sistema Nervoso Centrale del bambino può finalmente essere affrontato ai fini della valutazione e del trattamento. Esploriamo la dentizione e la cosiddetta "testa bloccata". Utilizziamo la modalità terapeutica della Fiamma dell'Intenzione e la sua connessione con il Respiro della Vita. Tutto è trasparente al Respiro della Vita.

L'AUTORE

James Jealous, D.O. (1943–2021) è stato un medico osteopata, insegnante e autore. L'opera della sua vita è stata la fondazione e lo sviluppo della **Biodinamica dell'Osteopatia**, una metodologia originale da lui elaborata nell'ambito dell'osteopatia, in continuità con l'eredità del Dr. A.T. Still e del Dr. W.G. Sutherland.

Nato a Saco, nel Maine, crebbe a stretto contatto con l'osteopatia, poiché suo padre era un medico osteopata. Studiò presso il Kirksville College of Osteopathic Medicine nel Missouri (oggi A.T. Still University of Health Sciences), dove conseguì la laurea nel 1970. Successivamente aprì il proprio studio nel Maine rurale, esercitando come medico osteopata di assistenza primaria.

Con il passare degli anni, il Dr. Jealous riconobbe profondi parallelismi tra il lavoro dell'embriologo Dr. Erich Blechschmidt e quello del medico osteopata Dr. William Garner Sutherland. Da questa intuizione nacque il suo personale corpus di insegnamenti. All'inizio degli anni Novanta iniziò a tenere il corso "A Biodynamic View of Osteopathy in the Cranial Field", che, con il progressivo sviluppo della sua specifica metodologia, assunse il nome di "Biodynamics of Osteopathy".

Persona profondamente spirituale, si sentiva pienamente a casa nella natura ed era un appassionato pescatore ed escursionista.

Per ulteriori informazioni, visitare:
https://BiodynamicsOfOsteopathy.com

Vi è un vento che attraversa ogni cosa...
è il movimento della creazione,
il movimento eterno dell'Amore Divino.

www.ingramcontent.com/pod-product-compliance
Lightning Source LLC
LaVergne TN
LVHW070442061126
851858LV00010B/147